Salate Delicioase
Artă Culinară pentru Sănătate și Gust

Maria Ionescu

Rezumat

Salată cremoasă și crocantă 9
Salata Bistro Bacon 11
Salată de ton cu curry 13
Salată de spanac afine 15
Salată de spanac Bermude 17
Salata de spanac si ciuperci 19
Salata de spanac ofilit 21
Salată caldă de varză de Bruxelles, bacon și spanac 23
Salata de broccoli 25
Salata de recoltare 27
Salata verde de iarna 29
Salată cu mozzarella de roșii 31
Salata BLT 33
O salata buna 35
Salata de migdale si mandarine 37
Salată de ton și mandarine 39
Salata de macaroane si ton 41
Salata asiatica 43
Salată asiatică de pui cu tăiței 45
salata Cobb 47
Reteta de salata de porumb cu rucola si bacon 49
Reteta de salata de mazare neagra 51
Reteta de salata de rucola cu sfecla si branza de capra 53

Reteta de salata de varza asiatica 55

Reteta de salata cu taitei asiatici 57

Reteta de salata de sparanghel si anghinare 59

Reteta de salata de sparanghel cu creveti 61

Reteta de salata de afine si piersici cu cimbru 63

Reteta de salata de broccoli 65

Reteta de salata de broccoli cu sos de portocale de afine 67

Salată de avocado cu roșii moștenire 69

Reteta de salata cu cardamom si citrice 71

Reteta de salata de capere si porumb 73

Salată de țelină 75

Salata feta cu rosii cherry si castraveti 77

Reteta Salata de castraveti cu menta si feta 79

Reteta de salata de rosii cherry orzo 81

Reteta de salata de castraveti cu struguri si migdale 83

Reteta de salata de quinoa si menta 85

Reteta de cuscus cu fistic si caise 87

Rețetă de salată de varză 89

Reteta de salata rece de mazare 91

Reteta de salata de castraveti si iaurt 93

Reteta tatalui de salata greceasca 95

Reteta tatalui de salata de cartofi 97

Reteta de salata de andive cu nuca, pere si gorgonzola 99

Reteta salata de fenicul cu vinegreta de menta 101

Reteta de salata de fenicul, radicchio si andive 103

O rețetă pentru o salată festivă de sfeclă roșie și citrice cu varză și fistic 105
Reteta de salata de sfecla rosie aurie si rodie 107
Salată delicioasă de porumb și fasole neagră 109
Desert crocant cu broccoli 111
Salată în stil bistro 113
Sammies cu salată Satay de pui mai sănătoasă 115
Salata de pui Cleopatra 117
Salată thailandeză-vietnameză 119
Salată Cobb de Crăciun 121
Salata de cartofi verzi 124
Salată de porumb prăjit 127
Salată de varză și struguri 129
Salata de citrice 131
Salata de fructe si salata verde 133
Salată cu mere și salată verde 135
Salată de fasole și ardei 137
Salată de morcovi și curmale 139
Sos cremos de salată cu ardei 140
Salata hawaiana 142
Salată de porumb prăjit 144
Salată de varză și struguri 146
Salata de citrice 148
Salata de fructe si salata verde 150
Salată de pui curry 152
Salata de spanac si capsuni 154

Salată dulce de restaurant 156

Salata clasica de macaroane 158

Salata de pere Roquefort 160

Salata de ton Barbie 162

Salată festivă de pui 164

Salată de fasole mexicană 166

Salata de paste cu bacon 169

Salata de cartofi rosii 171

Salată de fasole neagră și cușcuș 173

Salată grecească de pui 175

Salată de pui fantastică 177

Salată de pui cu curry cu fructe 179

O salată minunată de pui cu curry 181

Salata picanta de morcovi 183

Salată asiatică de mere 185

Salata de dovlecei si orz 187

Salata de fructe cu nasturel 189

salată Cezar 191

Salata de pui mango 193

Salata de portocale cu mozzarella 195

Salata cu trei fasole 197

Salată de tofu miso 199

Salată japoneză de ridichi 201

sud-vestul Cobb 203

Paste caprese 205

Salată de păstrăv afumat 207

Salată de ouă cu fasole 209

Salata de ambrozie 210

Salată cu pană..212

Salată spaniolă de pimiento 214

Salata mimoza 216

Clasicul Waldorf...218

Salată de mazăre neagră 220

Salată cremoasă și crocantă

ingrediente

O cană de maioneză

2 linguri. oțet de mere

1 lingurita de seminte de chimen

1 cap de varză feliată

2 cepe primavara, tocate

2 mere verzi, tăiate felii

1 cană de slănină

Sare si piper dupa gust

metodă

Maioneza trebuie amestecată cu semințe de chimen și oțet de mere. Odată amestecat bine, amestecați amestecul cu varza tocată mărunt, ceapa primăvară, merele verzi și slănina fiartă. Acum amestecați bine ingredientele, apoi condimentați după gust, dacă este necesar adăugați sare și piper, după gust și apoi lăsați-l să se odihnească puțin înainte de servire.

Bucurați-vă!!

Salata Bistro Bacon

ingrediente

1 cană de slănină

2 linguri. oțet de mere

1 lingurita mustar de Dijon

Ulei de masline

1 grămadă de urări de mesclun

Sare si piper dupa gust

1 ou, poșat

metodă

Baconul se prajeste mai intai si apoi se toaca baconul prajit. Acum amestecați într-un castron cidrul, muștarul de Dijon, uleiul de măsline, sare și piper. După ce ați amestecat bine toate aceste ingrediente, amestecați acest amestec cu verdeața de mesclun. Apoi acoperiți salata cu bacon tocat și ouă poșate.

Bucurați-vă!!

Salată de ton cu curry

ingrediente

1 lingurita praf de curry

Ulei vegetal

½ cană maioneză

Suc de lămâie

Cutie de ton

Tăiați 2 cepe roșii

1 buchet de coriandru

10-12 stafide aurii

Sare si piper dupa gust

metodă

Prăjiți praful de curry în ulei vegetal și apoi lăsați-l să se răcească. Acum puneți maioneza, zeama de lămâie, sare și piper într-un bol și amestecați bine. Acum ia praful prajit si acest amestec si amesteca-l cu conserva de ton, coriandru, ceapa rosie si stafide. Amesteca-le bine, apoi serveste o salata delicioasa si interesanta.

Bucurați-vă!!

Salată de spanac afine

ingrediente

½ cană de unt

Mai puțin de o cană de migdale, albite

O jumătate de kilogram de spanac, tăiat în bucăți mici

O cană de afine uscate

1 lingurita de seminte de susan, prajite

1 lingurita de mac

1/2 cană zahăr alb

1 ceapa, tocata

1 lingurita boia

Aproximativ 1/2 cană oțet de vin alb

oțet de mere

1/2 cană ulei vegetal

metodă

Luați o tigaie și topiți untul în ulei la foc mic, apoi adăugați migdalele și prăjirea. Iar cand s-a prajit, se lasa putin sa se raceasca. Acum ia un alt castron de marime medie, amesteca semintele de susan, mac, zahar, ceapa, cu otet de vin alb, cidru de mere si ulei. Se amestecă apoi amestecul cu spanacul și la final se pun migdalele prăjite și merisoarele uscate într-un bol. Apoi salata este gata de servit.

Bucurați-vă!!

Salată de spanac Bermude

ingrediente

5-6 ouă

1/2 kg de bacon

Cam două kilograme de spanac, tocat mărunt

3 crutoane

1 cană de ciuperci

1 ceapă

O cană de zahăr alb

Ulei vegetal

1 lingurita piper negru, macinat

seminte de telina

1 lingurita mustar de Dijon

metodă

Se pun ouale intr-o cratita si se acopera complet cratita cu apa rece si apoi se aduce apa la fiert, apoi se lasa oul sa stea in apa, apoi se lasa cratita deoparte si se lasa sa se raceasca. Când ouăle s-au răcit, se curăță de coajă și se toacă. Acum puneți slănina în tigaie și gătiți-o până se rumenește. După ce le-ați gătit, scurgeți-le. Acum ia restul ingredientelor și amestecă bine. Odată amestecată bine, salata este gata de servit.

Bucurați-vă!!

Salata de spanac si ciuperci

ingrediente

1 kilogram de bacon, feliat

3 oua

1 lingurita zahar alb

2-3 linguri. din apă

2 linguri. oțet de mere

Un kilogram de spanac

sare

Aproximativ o jumătate de kilogram de ciuperci, tăiate în felii

metodă

Luați o tigaie mare și rumeniți feliile de bacon în ulei la foc mediu. Cand baconul devine maro auriu, se sfarama si se pune deoparte, lasand in acelasi timp grasimea de bacon. Acum puneți ouăle într-o tigaie și acoperiți-le cu apă, apoi aduceți apa la fiert. După aceea, extrageți ouăle și lăsați-le să se răcească, apoi curățați-le și tăiați-le în felii. Acum puneți zahărul, apa, oțetul și sarea într-o tigaie cu grăsimea de slănină și încălziți-le bine. Acum puneți toate ingredientele cu spanacul într-un castron mare, amestecați-le și delicioasa salată este gata de servit.

Bucurați-vă!!

Salata de spanac ofilit

ingrediente

3 oua

Kilo de slănină, feliată

O grămadă de spanac curățat și uscat

Cam o cană de zahăr

1/2 cană oțet alb

O cană de oțet de vin roșu

3 cepe verzi

metodă

Pune ouăle într-o tigaie și acoperi-le cu suficientă apă rece, apoi dai apa la fiert, acoperind tigaia. Când ouăle sunt gata, lăsați-le deoparte să se răcească, apoi curățați-le și tăiați-le felii sau felii. Acum scoateți slănina în tigaie și gătiți-o la foc mic. Când slănina s-a rumenit, transferați-o într-un castron mare cu spanacul și șalota. Se toarnă grăsimea de bacon și alte ingrediente într-un bol, se amestecă bine și salata este gata de servire.

Bucurați-vă!!

Salată caldă de varză de Bruxelles, bacon și spanac

ingrediente

6-7 felii de bacon

2 căni de varză de Bruxelles

1 lingurita de seminte de chimen

2 linguri. Ulei vegetal

2 linguri. otet de vin alb

1/2 kilogram spanac, tocat, spalat si uscat

metodă

Pune baconul intr-o tigaie si gateste la foc mediu pana cand baconul devine maro auriu. Odată fierte, sfărâmă-le și pune-le deoparte. Acum mugurii trebuie aburiți până se înmoaie. Adăugați mugurii cu semințe de chimen în grăsimea de slănină rămasă în tigaie și amestecați-i timp de un minut sau două până se înmoaie. Acum puneți toate ingredientele împreună cu baconul și spanacul într-un bol și amestecați bine. Odată amestecată bine, delicioasa salată este gata de servit.

Bucurați-vă!!

Salata de broccoli

ingrediente

1 cană maioneză cu conținut scăzut de grăsimi

2 capete de broccoli, proaspat, taiate bucatele

1/2 cana ceapa rosie, tocata marunt

1/2 cană stafide

2 linguri. otet de vin alb

1 lingurita zahar alb 1 cana seminte de floarea soarelui

metodă

Arunca baconul in tigaie si gateste la foc mediu pana se rumeneste. Scurge apoi baconul si pune-l deoparte. Acum puneți într-un bol toate ingredientele, împreună cu slănina fiartă și amestecați-le bine. Odată amestecat, dați la rece o oră sau două la frigider și serviți rece.

Bucurați-vă!!

Salata de recoltare

ingrediente

1/2 cana nuci tocate

1 legatura de spanac, curatata si taiata bucatele

1/2 cană de afine

1/2 cană brânză albastră, mărunțită sau mărunțită

2 roșii, fără sâmburi și tocate

1 avocado, decojit și tăiat cubulețe

2 linguri. Oțet de vin negru

2 linguri. Dulceata de zmeura rosie

1 cană ulei de nucă

Sare si piper negru, dupa gust

metodă

Se incinge cuptorul la 190°C, apoi se aranjeaza nucile pe o tava si se prajesc pana se rumenesc. Acum ia un castron și amestecă spanacul, nucile, merisoarele, ceapa roșie, avocado, brânză albastră și roșiile. Când s-a amestecat bine, se ia un alt bol mic și se amestecă dulceața, uleiul de nucă, piperul, sarea și oțetul. Acum turnați acest amestec în salată și amestecați bine. Se răcește timp de o oră sau două înainte de servire.

Bucurați-vă!!

Salata verde de iarna

ingrediente

1 legătură de varză tocată

1 legatura frunze de varza tocate

1 salata romana, feliata

1 cap de varză roșie

1 para

1 ceapa de bermuda

1 avocado, decojit și tăiat cubulețe

2 morcovi, rasi

2-3 linguri. stafide

Ulei de masline

Oțet

1 lingurita miere

1 lingurita oregano

1 lingurita mustar de Dijon

1 catel de usturoi, tocat

Boabe de piper

metodă

Luați un castron mare și amestecați frunzele de varză, varza și morcovul ras cu varza, nucile, roșiile și stafidele și amestecați-le. Acum ia un alt bol mic și pune restul ingredientelor în el și amestecă-le bine. Cand ingredientele sunt bine amestecate, se ia amestecul si se toarna peste vasul cu varza si frunzele de varza si se acopera bine totul. Apoi este gata de servit.

Bucurați-vă!!

Salată cu mozzarella de roșii

ingrediente

5 roșii

1 cană de mozzarella, feliată

2 linguri. Ulei de masline

2 linguri. Oțet balsamic

Se adauga sare si piper dupa gust

Frunze de busuioc proaspăt, rupte în bucăți

metodă

Aranjați roșiile și mozzarella pe un platou de servire și aranjați-le alternativ. Acum trebuie să amestecați uleiul, oțetul, sare și piper și turnați peste vas pentru a servi. Inainte de servire se presara peste salata frunze de busuioc.

Bucurați-vă!!

Salata BLT

ingrediente

1 kg de bacon

1 cană maioneză

1 lingurita praf de usturoi

Sare si piper dupa gust

1 cap de Romaine

2 rosii

2 crutoane

metodă

Gătiți speka într-o tigaie la foc mediu până se rumenesc uniform, apoi scurgeți și lăsați deoparte. Acum luați un multitasker și procesați maioneza, laptele, pudra de usturoi, ardeiul, până obțineți o consistență netedă. Deci sosul pentru salată este gata. Acum puneți salata verde, baconul fiert, roșiile și crutoanele într-un castron, apoi turnați dressingul și acoperiți-le bine. Se răcește timp de o oră sau două înainte de servire.

Bucurați-vă!!

O salata buna

ingrediente

1 buchet de frunze tinere de spanac

2 cepe roșii

1 cutie de mandarine, scurse

1 cană de afine uscate

½ cană brânză feta, mărunțită

1 cana sos de salata vinegreta

metodă

Pune toate ingredientele cu excepția sosului de salată într-un castron mare și amestecă bine. Când ingredientele sunt bine amestecate, presărați sosul de salată pe bolul de salată și frumoasa salată este gata de servit.

Bucurați-vă!!

Salata de migdale si mandarine

ingrediente

1/2 kg de bacon

2 lingurite otet de vin alb

1 lingurita miere

1 lingurita mustar picant

1 lingurita sare de telina

1 lingurita boia

1 salată de frunze roșii

1 cutie de mandarine, scurse

2 cepe verde, feliate

1 cană migdale, argintii

metodă

Luați o tigaie și gătiți slănina acoperită până devine aurie. Pentru a face dressing pentru salată, amestecați miere, oțet, muștar cu sare de țelină, boia de ardei și ulei de măsline. Acum puneți salata verde, portocalele, baconul fiert și migdalele argintii într-un castron, apoi turnați peste ele sosul de salată și amestecați bine pentru a le îmbrăca bine. Lăsați salata să se răcească timp de o oră înainte de servire.

Bucurați-vă!!

Salată de ton și mandarine

ingrediente

Ulei de masline

1 conserve de ton

1 pachet de legume pentru copii amestecate

1 măr Granny Smith, decojit și tocat

1 cutie de mandarine

metodă

Încinge uleiul de măsline și prăjește tonul până când este complet fiert.

Acum ia un castron și amestecă salata verde cu tonul înăbușit, mere și portocale. Apoi, salata este gata de servit.

Bucurați-vă!!

Salata de macaroane si ton

ingrediente

1 pachet de macaroane

2 conserve de ton

1 cană maioneză

Sare si piper dupa gust

1 praf de usturoi pudra

1 praf de oregano uscat

1 ceapa, tocata marunt

metodă

Intr-o tigaie se pune apa cu sare si se da la fiert, apoi se adauga macaroanele si se fierbe. Odata fierte se scurg de macaroane si se lasa sa se raceasca. Acum amestecați tonul din conserva cu macaroanele fierte, apoi adăugați maioneza și amestecați bine. Acum adăugați restul ingredientelor în amestec și amestecați bine. După ce toate ingredientele sunt amestecate, lăsați-le să se răcească aproximativ o oră sau două. Așa este gata de servit o delicioasă salată de ton.

Bucurați-vă!!

Salata asiatica

ingrediente

2 pachete de taitei ramen

1 cană migdale, albite și argintite

2 lingurite de susan

1/2 cană unt

1 cap de varză Napa, tocată

1 legatura de ceapa primavara, tocata

¼ cană ulei vegetal

2-3 lingurite. zahar alb

2 lingurite de sos de soia

metodă

Se ia o tigaie si se incinge untul sau margarina, apoi se pun in ea ramenul, susanul si migdalele la foc mic si se calesc pana devin aurii. După ce s-au fiert, se lasă să se răcească. Acum se ia o tigaie mai mica si se toarna uleiul vegetal, zaharul si otetul si apoi se fierbe cam un minut, apoi se raceste si cand se raceste adaugam sosul de soia. Luați un bol și apoi amestecați toate ingredientele împreună cu tăiţeii ramen fierţi și amestecul de zahăr și apoi amestecați-le bine. Lăsați salata să se răcească timp de o oră sau mai mult înainte de servire.

Bucurați-vă!!

Salată asiatică de pui cu tăiței

ingrediente

1 pachet de paste Rotelle

2 Piept de pui, dezosat, taiat bucati, fiert

2-3 linguri. Ulei vegetal

sare

2-3 morcovi, tocați

1/2 lb. ciuperci

1/2 cap de broccoli

1/2 cap de conopida

Cascadă

2 lingurite de sos de soia

2 lingurite ulei de susan

metodă

Intr-o cratita se pune apa cu sare si se aduce la fiert, se adauga un pachet de paste si se fierbe. Odată fierte, scurgeți pastele și puneți-le deoparte. Acum luați o tigaie și gătiți morcovii cu sare până devin crocanți și moi. Acum ia un castron si adauga pastele, morcovii cu piept de pui si amesteca bine. Acum gătiți ciupercile și puneți-le într-un bol, apoi adăugați restul ingredientelor și amestecați bine. Serviți salata foarte rece.

Bucurați-vă!!

salata Cobb

ingrediente

4-5 felii de bacon 2 oua

1 cap de salata iceberg

1 piept de pui

2 roșii, feliate

¼ cană brânză albastră, rasă

2 cepe verde, feliate

O sticlă de dressing pentru salată

metodă

Fierbeți ouăle, curățați-le de coajă și tăiați-le. Separat, prăjiți baconul și puiul până se rumenesc. Colaps. Chiar înainte de servire, combinați toate ingredientele într-un castron mare și amestecați bine. Serviți fără întârziere.

Bucurați-vă!!

Reteta de salata de porumb cu rucola si bacon

ingrediente

4 calusuri mari

2 cani de rucola tocata

4 fasii de bacon

1/3 cană de ceață tocată

1 lingura. ulei de masline

1 lingura. oțet

1/8 lingurita chimen

Sare si piper negru

metodă

Reîncălziți porumbul, în coajă, tot pe grătar pentru o aromă de fum, timp de 12 până la 15 minute. Într-un castron mediu, combinați porumbul, rucola, baconul și ceapa. Bateți oțetul, uleiul, sarea și piperul într-un castron separat. Amestecați dressingul în salată chiar înainte de servire și serviți imediat.

Bucurați-vă!

Reteta de salata de mazare neagra

ingrediente

2 căni de mazăre uscată cu ochi negri

230 de grame de brânză feta

230 de grame de roșii uscate

1 cană măsline negre Kalamata

Ceapa primavara tocata marunt

Un catel de usturoi tocat

1 buchet mare de spanac tocat

Sucul și coaja de lămâie

metodă

Fierbeți mazărea în apă cu sare până când sunt fierte. Se scurge si se spala cu apa rece. Amestecă toate ingredientele, cu excepția sucului de lămâie, într-un bol. Adăugați sucul de lămâie chiar înainte de servire și serviți imediat.

Bucurați-vă!

Reteta de salata de rucola cu sfecla si branza de capra

ingrediente

Ingrediente pentru salata:

2 sfecle decojite

O mână de frunze de rachetă

½ cană brânză de capră, mărunțită

½ ceasca de nuci tocate

Ingrediente pentru condimente:

¼ cană ulei de măsline

½ lămâie

¼ linguriță pudră de muștar uscat

¾ lingurita de zahar

Sare si piper

metodă

Pentru dressing, amestecați ¼ de linguriță. pudră de muștar, ¾ linguriță. zahăr, ½ lămâie și ¼ cană ulei de măsline, sare și piper după gust.

Amestecați o mână de frunze de rucola, niște julienne de sfeclă roșie, brânză de capră mărunțită și nuca mărunțită. Turnați dressingul deasupra chiar înainte de servire. Serviți fără întârziere.

Bucurați-vă!

Reteta de salata de varza asiatica

ingrediente

1 cană de unt de arahide cremos

6 linguri de ulei vegetal

½ lingurita de ulei de susan prajit

4 linguri. oțet de orez condimentat

4 căni de varză feliată subțire

½ cană morcovi rasi

¼ cană alune decojite prăjite

metodă

Adăugați untul de arahide într-un bol mediu și adăugați uleiul de susan prăjit și bateți până se înmoaie bine. Prăjiți arahide pentru o aromă și mai bună cu doar un minut de prăjire. Transferați alunele din tigaie într-un castron mare. Se amestecă morcovii, varza și alunele și orice alte ingrediente pe care doriți să le adăugați și serviți imediat.

Bucurați-vă!

Reteta de salata cu taitei asiatici

ingrediente

280 de grame de tăiței chinezești

1/3 cană sos de soia

3 cesti buchetele de broccoli

115 grame de muguri de fasole verde

3 cepe tocate marunt,

1 ardei rosu

1/4 varză mare, feliată subțire

1 morcov mare, decojit

metodă

Turnați 4 pahare de apă într-o oală mare, adăugați tăiței chinezești. Amestecați tăiței în mod constant în timp ce gătiți. Asigurați-vă că urmați instrucțiunile de pe pachetul cu tăiței, dacă folosiți tăiței chinezești ar trebui să fie gata după 5 minute de gătit. Scurgeți tagliatelele, spălați-le în apă rece pentru a opri gătirea, întindeți tagliatelele pe o foaie pentru a se usuca la aer. Adăugați buchețelele de broccoli și suficientă apă pentru a ajunge la nivelul cuptorului. Acoperiți și gătiți la abur timp de 4 minute. Amestecă toate ingredientele într-un bol. Serviți fără întârziere.

Bucurați-vă!

Reteta de salata de sparanghel si anghinare

ingrediente

1 ceapa mare taiata felii subtiri

3 linguri. suc de lămâie

450 de grame de sparanghel gros

2 linguri. ulei de masline

1 lingurita praf de usturoi

1 litru de struguri

metodă

Mai întâi, înmuiați ceapa feliată în suc de lămâie și prăjiți sparanghelul într-un cuptor preîncălzit la 400 de grade F. Pentru sparanghel, adăugați 1 lingură. de ulei de măsline și sărați-le bine. Se aseaza intr-un singur strat intr-o tava tapetata cu folie si se coace 10 minute pana se rumenesc usor. Pentru grătar sparanghel, setați grătarul cu cărbune la foc mare timp de 5 până la 10 minute. Scoateți sparanghelul de pe grătar și tăiați bucăți, puneți sparanghelul și toate ingredientele într-un castron mare și amestecați pentru a se combina și servi imediat.

Bucurați-vă!

Reteta de salata de sparanghel cu creveti

ingrediente

450 de grame de sparanghel

226 de grame de creveți roz pentru salată

¼ cană ulei de măsline extravirgin

1 catel de usturoi tocat

1 lingura. suc de lămâie

1 lingura. patrunjel macinat

Sare si piper negru

metodă

Aduceți o oală medie cu apă la fiert. Adăugați sparanghelul în apa clocotită și gătiți timp de 3 minute. Dacă sunt deja fierte, scoateți-le după 30 de secunde. Dacă creveții sunt cruzi, gătiți-i timp de 3 minute până când sunt fierți. Scoateți creveții și adăugați într-un castron mare. Tăiați mărunt vârfurile de sparanghel. Tăiați vârfurile de sparanghel într-o singură bucată. Adăugați ingredientele rămase și amestecați pentru a se combina. Adăugați sare și piper negru după gust. Dacă doriți, adăugați suc de lămâie după gust și serviți imediat.

Bucurați-vă!

Reteta de salata de afine si piersici cu cimbru

ingrediente

4 piersici

4 nectarine

1 cană afine

2 lingurite de cimbru proaspat tocat

1 lingurita de ghimbir, ras

¼ cană suc de lămâie

1 lingurita de coaja de lamaie

1/2 pahar cu apa

¼ cană zahăr

metodă

Se pune apa si zaharul intr-o cratita si se incinge la foc mic si se fierbe lichidul care se reduce la jumatate la un sirop simplu, se lasa la racit. Tăiați nectarinele și piersicile și adăugați-le în bolul cu afinele. Se toarnă siropul răcit deasupra. Adăugați coaja de lămâie, cimbrul, sucul de lămâie și ghimbirul. Se amesteca si se acopera cu folie de plastic, se da la frigider si se lasa la macerat timp de o ora. Serviți fără întârziere.

Bucurați-vă!

Reteta de salata de broccoli

ingrediente

sare

6 cesti buchetele de broccoli

1/2 cană migdale prăjite

1/2 cană slănină fiartă

¼ cană ceapă tocată

1 cană mazăre congelată, decongelată

1 cană maioneză

oțet de mere

¼ cană miere

metodă

Aduceți o oală mare cu apă, cu o linguriță de sare. sare, se fierbe la foc mic. Adăugați buchetele de broccoli. Gatiti 2 minute, in functie de cat de crocant doriti broccoli. 1 minut va transforma broccoli în verde strălucitor și va lăsa totuși destul de crocant. Setați regulatorul și nu gătiți mai mult de 2 minute. Combinați buchețelele de broccoli, slănina mărunțită, migdalele, ceapa tocată și mazărea într-un castron mare de servire într-un castron separat de budincă, amestecați împreună maioneza, oțetul și mierea și amestecați pentru a se combina bine înainte de a se răci. Serviți fără întârziere.

Bucurați-vă!

Reteta de salata de broccoli cu sos de portocale de afine

ingrediente

2 linguri. oțet balsamic

½ cană de afine uscate îndulcite

2 lingurițe de muștar integral

2 linguri. otet de vin rosu

1 catel de usturoi

½ cană de suc de portocale

2-3 felii de coajă de portocală

Sare cușer

6 linguri de ulei vegetal

¼ cană de maioneză

½ cap de varză

2-3 cepe

¼ cană de afine uscate

2-3 felii de coajă de portocală rasă

metodă

Adăugați oțetul de vin roșu și oțetul balsamic, muștarul, merișoarele uscate decojite, mierea, usturoiul, sucul de portocale, coaja de portocale și sare într-un robot de bucătărie și amestecați până la omogenizare. Adăugați treptat ulei vegetal, amestecând, pentru a obține un amestec bun. Apoi adăugați maioneza și amestecați până se omogenizează. Adăugați tulpinile de broccoli tocate, morcovii, merișoarele uscate, coaja de portocală și sare kosher într-un castron. Adăugați dressingul și amestecați până când dressingul este distribuit uniform. Serviți fără întârziere.

Bucurați-vă!

Salată de avocado cu roșii moștenire

ingrediente

1 1/2 avocado feliat și curățat de coajă

1 1/2 roșii, feliate

2 cepe primavara taiate felii sau arpagic proaspat tocat

Suc de lamaie dintr-o felie

Un praf de sare grunjoasă

metodă

Aranjați feliile de avocado și roșii pe o farfurie. Peste arpagic se presara zeama de lamaie si se adauga sarea. Scoateți sâmburele de pe jumătate din avocado care se află încă în coajă și scoateți pulpa într-un bol. Adăugați roșia și arpagicul preparat și amestecați bine. Serviți fără întârziere.

Bucurați-vă!

Reteta de salata cu cardamom si citrice

ingrediente

1 grepfrut mare, roz rubin

3 combinații de portocale pentru buric sau portocale pentru buric sau mandarine, portocale sanguine și/sau mandarine

¼ cană miere

2 linguri. suc proaspăt de lămâie sau lămâie

1/4 linguriță cardamom măcinat

metodă

Mai întâi curățați fructele, tăiați membranele segmentelor cu un cuțit ascuțit. Amestecați cuișoarele decojite în bolul de mixare. Scurgeți excesul de suc din fructe într-o cratiță mică. Adăugați miere, suc de lămâie și cardamom în oală. Se fierbe 10 minute, apoi se ia de pe foc si se lasa la racit la temperatura camerei. Lăsați să stea timp de 15 minute sau puneți pe gheață până este gata. Serviți fără întârziere.

Bucurați-vă!

Reteta de salata de capere si porumb

ingrediente

6 spice de porumb dulce

¼ cană ulei de măsline

otet de sherry

piper negru

1 1/2 linguriță sare kosher

½ linguriță de zahăr

3 roșii tăiate fără semințe

½ cană ceapă primăvară feliată

230 de grame de mozzarella proaspătă

frunze de busuioc

metodă

Puneti gratarul la foc mare si asezati porumbul pe stiuleti direct pe gratar. Se fierbe 15 minute, nu este necesar să se înmoaie porumbul în apă în prealabil dacă porumbul este proaspăt. Dacă doriți să ardeți porumbul în sine, îndepărtați mai întâi unele dintre cojile exterioare ale porumbului, astfel încât să existe mai puțin strat de întărire în jurul porumbului. Luați un castron mare și amestecați porumbul, mozzarella, șalota, roșiile și condimentele. Chiar înainte de servire, adăugați busuioc proaspăt tocat. Serviți fără întârziere.

Bucurați-vă!

Salată de țelină

ingrediente

½ cană maioneză

2 linguri. muştar, Dijon

1 lingura. suc de lămâie

2 linguri. pătrunjel tocat

545 g țelină tăiată în sferturi, curățată și rasă grosier chiar înainte de amestecare

½ măr verde, curățat de coajă, fără miez și tăiat juliană

Sare si piper macinat

metodă

Amestecați maioneza cu muștarul împreună cu sucul de lămâie și pătrunjelul într-un bol. Frecați rădăcina de țelină cu mărul și asezonați cu sare și piper, împachetați și lăsați la frigider până se răcește, 1 oră.

Bucurați-vă!

Salata feta cu rosii cherry si castraveti

ingrediente

2 până la 3 căni de roșii cherry, tăiate în jumătate

1 cana castraveti tocati, curatati de coaja

1/4 cană brânză măruntită, feta

1 lingura. frunze de menta sifonate

1 lingura. oregano, proaspăt, tocat

1 lingura. suc de lămâie

2 linguri. ceapa verde sau ceapa verde, tocata marunt

2 linguri. ulei de masline

sare

metodă

Se amestecă ușor roșiile cherry cu castraveții, brânza, ceapa, menta și oregano. Se ornează cu suc de lămâie și sare și piper împreună cu ulei de măsline.

Bucurați-vă!

Reteta Salata de castraveti cu menta si feta

ingrediente

453 de grame de castraveți, feliați subțiri

¼ ceapă roșie, feliată subțire și tăiată în felii de 1 inch

2-3 ridichi roșii, feliate subțiri

10 frunze de mentă, feliate subțiri

oțet alb

Ulei de masline

¼ de kilogram de brânză feta

sare si piper proaspat macinat

metodă

Într-un castron mediu, combinați castraveții tăiați felii, frunzele de mentă, ridichile, ceapa roșie cu puțin oțet alb și ulei de măsline, sare și piper proaspăt măcinat după gust. Chiar înainte de servire, stropiți cu bucăți de brânză feta mărunțită. Serviți imediat înainte de a se împrospăta.

Bucurați-vă!

Reteta de salata de rosii cherry orzo

ingrediente

230 de grame de paste din orz

Sare si piper negru dupa gust

1 jumătate de litru de roșii cherry roșii tăiate felii

1 galță de roșii cherry galbene, tăiate la jumătate

¼ cană ulei de măsline

230 de grame de brânză feta mărunțită

1 castravete mare tocat si curatat de coaja

2 cepe verde, feliate subțiri

oregano proaspăt măcinat

metodă

Umpleți o oală mare cu apă și aduceți la fierbere. Adăugați orzo, amestecând astfel încât să nu se lipească de fundul cratiței. Gatiti la mare pana al dente, copt, dar inca putin ferm. Se amestecă cu alte ingrediente, roșii, oregano, brânză feta, ceapă de primăvară, castraveți și piper negru. Serviți fără întârziere.

Bucurați-vă!

Reteta de salata de castraveti cu struguri si migdale

ingrediente

¼ cană migdale mărunțite

1 kg de castraveți decojiți

sare

1 lingurita de usturoi, tocat

20 de struguri verzi feliați

2 linguri. ulei de masline

1 sherry sau oțet de vin alb

2 lingurite de arpagic tocat, pentru decor

metodă

Tăiați castraveții pe lungime. Scoateți semințele din centru cu o lingură, aruncați semințele. Dacă folosiți castraveți puțin mai mari, tăiați-i din nou pe lungime. Amestecați astfel încât sarea să acopere uniform castraveții. Prăjiți migdalele fulgi într-o cratiță la foc mic, întorcându-le des, scoateți-le într-un castron pentru a se răci. Se amestecă migdalele, castraveții, strugurii, usturoiul, uleiul de măsline și oțetul într-un castron mare și se mai adaugă sare după gust. Se ornează cu arpagic și se servește imediat.

Bucurați-vă!

Reteta de salata de quinoa si menta

ingrediente

1 cană de quinoa

2 căni de apă

½ lingurita sare kosher

1 castravete mare, decojit

¼ cană de mentă feliată subțire

1 ceapa verde tocata marunt

4 linguri. otet de orez

ulei de masline

1 avocado decojit

metodă

Puneți quinoa într-o oală de mărime medie, turnați apă. Adăugați o jumătate de linguriță. de sare, se reduce la foc mic. Lăsați quinoa fiartă să se răcească la temperatura camerei. Poți răci rapid quinoa întinzând-o pe o tavă de copt. Tăiați castravetele în felii lungi. Se toarnă peste oțet de orez condimentat și se amestecă din nou. Încorporați uniform avocado tocat, dacă îl folosiți, și serviți imediat.

Bucurați-vă!

Reteta de cuscus cu fistic si caise

ingrediente

½ cana ceapa rosie tocata

¼ cană suc de lămâie

1 pachet de cuscus

2 linguri. ulei de masline

½ cană fistic crud

10 caise uscate tocate

1/3 cana patrunjel tocat

metodă

Puneti ceapa tocata intr-un castron mic. Se toarnă sucul de lămâie peste ceapa rezervată și se lasă ceapa să se aromeze în sucul de lămâie. Prăjiți fisticul într-o cratiță la foc mic până devin aurii. Puneți 2 căni de apă într-o cratiță medie și aduceți la fierbere. Adăugați o lingură. ulei de măsline și o linguriță. sare în apă; se adauga cuscusul si se fierbe acoperit 5-6 minute. Se amestecă fisticul, caisele tocate și pătrunjelul. Se amestecă ceapa roșie și sucul de lămâie. Serviți fără întârziere.

Bucurați-vă!

Rețetă de salată de varză

ingrediente

½ varză, tăiată în felii

½ morcov, tăiat în felii

2-3 cepe verde, feliate

3 linguri. maioneză

½ linguriță de muștar galben

2 linguri. Otet de orez

Zahăr, după gust

Sare si piper dupa gust

metodă

Amestecă toate legumele feliate într-un bol. Pentru dressing, amestecați maioneza, muștarul galben și oțetul de orez. Chiar înainte de servire, turnați dressingul peste legume și stropiți cu puțină sare, piper și zahăr. Serviți fără întârziere.

Bucurați-vă!

Reteta de salata rece de mazare

ingrediente

453 de grame de mazăre mică congelată, nu se decongela

170 de grame de migdale de la afumatoare, tocate, spalate pentru a elimina excesul de sare, de preferat manual

½ cană ceapă primăvară tocată

230 de grame de castane de apă tocate

2/3 cană maioneză

2 linguri. praf de curry galben

Adăugați sare după gust

Piper dupa gust

metodă

Se amestecă ceapa verde congelată, mazărea, migdalele și castanele de apă. Amestecați maioneza și pudra de curry într-un castron separat. Se amestecă uniform combinația de maioneză în mazăre. Se presară sare și piper negru proaspăt măcinat după gust. Serviți fără întârziere.

Bucurați-vă!

Reteta de salata de castraveti si iaurt

ingrediente

2 castraveți, decojiți și tăiați felii, tăiați pe lungime în sferturi

1 cană iaurt simplu

1 linguriță, câteva lingurițe sau mărar uscat de mărar proaspăt

Adăugați sare după gust

Piper dupa gust

metodă

Gustați mai întâi castraveții pentru a vă asigura că nu sunt acri. Dacă castravetele este acru, înmuiați feliile de castraveți în apă cu sare timp de o jumătate de oră sau mai mult, până când amărăciunea dispare, apoi clătiți și scurgeți înainte de utilizare. Pentru a pregăti salata, amestecați ușor ingredientele. Agitați sau stropiți cu sare și piper după gust. Serviți fără întârziere.

Bucurați-vă!

Reteta tatalui de salata greceasca

ingrediente

6 linguri de ulei de măsline

2 linguri. suc proaspăt de lămâie

½ lingurita de usturoi proaspat tocat

4 linguri otet de vin rosu

½ linguriță de oregano uscat

½ linguriță iarbă de mărar

Sare și piper negru proaspăt măcinat

3 roșii mari cu semințe

¾ castraveți decojiți și tăiați grosier

½ ceapa rosie, curatata si tocata marunt

1 ardei tocat grosier

½ cană măsline negre tăiate fără sâmburi

O 1/2 cană plină de brânză feta mărunțită

metodă

Amestecați oțetul, uleiul de măsline, usturoiul, sucul de lămâie, oregano și mararul până se omogenizează. Asezonați după gust cu sare și piper negru proaspăt măcinat. Amesteca rosiile, impreuna cu castravetii, ceapa, ardeii, maslinele intr-un bol. Se presară cu brânză și se servește imediat.

Bucurați-vă!

Reteta tatalui de salata de cartofi

ingrediente

4 cartofi rosii de marime medie, curatati de coaja

4 linguri. suc de murături de mărar cușer

3 linguri. muraturi de marar tocate marunt

¼ cană pătrunjel tocat

½ cana ceapa rosie tocata

2 tulpini de telina

2 cepe primavara tocate

½ cană maioneză

2 lingurițe de muștar de Dijon

Sare kosher și piper negru măcinat după gust

metodă

Puneți cartofii curățați și tăiați felii într-o oală mare. Se toarnă peste un centimetru de apă cu sare. Se pune o oală cu apă la fiert. Se fierbe timp de 20 de minute până când furculița se înmoaie. Scoateți din oală, lăsați să se răcească până se încinge. Adăugați țelina, pătrunjelul, ceapa primăvară și oul fiert, morcovul și ardeiul iute. Împărțiți o piscină mică, amestecați maioneza cu muștar. Sare si piper dupa gust. Serviți fără întârziere.

Bucurați-vă!

Reteta de salata de andive cu nuca, pere si gorgonzola

ingrediente

3 capete de andive, feliate mai întâi pe lungime și apoi transversal în felii de jumătate de centimetru

2 linguri. Nuci decojite

2 linguri. gorgonzola mărunțită

1 pară Bartlett, fără sâmburi și tocată,

2 linguri. ulei de masline

2 lingurite de otet de mere

Stropiți cu sare cușer și piper negru proaspăt măcinat

metodă

Puneți andivea tocată într-un castron mare. Se adauga gorgonzola maruntita, nucile si perele tocate, se toaca marunt perele si nucile. Se amestecă pentru a se combina, se presară măslinele peste salată cu puțin Gorgonzola mărunțit în frunzele de andive, ca umpluturi de barcă, pentru început. Stropiți salata cu oțet de cidru. Se amestecă pentru a combina. Se condimenteaza dupa gust cu putina sare si piper. Serviți fără întârziere.

Bucurați-vă!

Reteta salata de fenicul cu vinegreta de menta

ingrediente

1 bulb mare de fenicul

1 ½ linguriță de zahăr

suc de 2 lămâi

¼ cană ulei de măsline

½ linguriță de muștar

½ lingurita sare

1 legătură de mentă proaspătă tocată

2 salote tocate

metodă

Asamblați vinaigreta. Puneți sucul de lămâie, ceapa, sarea, muștarul, zahărul și menta într-un blender și amestecați pentru a se combina. Cu motorul pornit, amestecați uleiul de măsline până se omogenizează bine. Folosind o mandolină, tăiați feniculul în bucăți de 1/8 inch începând de la partea de jos a bulbului. Nu vă faceți griji cu privire la grămada de bulbi de fenicul, acesta poate fi prevenit. Dacă nu aveți mandolină, feliați ceapa cât mai subțire. Tăiați frunzele de fenicul pentru a le adăuga la salată. Serviți fără întârziere.

Bucurați-vă!

Reteta de salata de fenicul, radicchio si andive

ingrediente

Salată

1 cap de radicchio

3 andive belgiene

1 bulb mare de fenicul

1 cană de brânză parmezan rasă grosier

Legat la ochi

3 linguri. frunze de fenicul

½ linguriță de muștar

3 lingurite de ceapa tocata

2 linguri. suc de lămâie

1 lingurita de sare

1 lingurita de zahar

1/3 cană ulei de măsline

metodă

Tăiați capul de radicchio în jumătate, apoi în sferturi. Luați fiecare sfert și tăiați felii groase de aproximativ o jumătate de centimetru prin radiculă de la capăt spre miez. Tăiați felii subțiri din fiecare sfert spre centru. Amesteca toate legumele tocate intr-un castron mare cu parmezanul ras. Adăugați sucul de lămâie, muștarul, ceapa, sarea și zahărul. Stropiți cu ulei de măsline și amestecați dressingul timp de 45 de secunde. Serviți fără întârziere.

Bucurați-vă!

O rețetă pentru o salată festivă de sfeclă roșie și citrice cu varză și fistic

ingrediente

10 amestec de sfeclă roșie

3 portocale sanguine

1 buchet de kale, feliată subțire

1 cană de fistic prajit tocat grosier

¼ cana frunze de menta tocate

3 patrunjel italian tocat

Legat la ochi:

2 linguri. suc de lămâie

1/2 pahar ulei de măsline extravirgin de bună calitate

2 capere tocate grosier

Sare si piper dupa gust

metodă

Gatiti sfecla separat dupa culoare. Puneți fiecare lot de sfeclă într-un recipient și acoperiți cu aproximativ un centimetru de apă. Adăugați o linguriță. săruri. În timp ce sfecla se fierbe, pregătiți dressingul. Puneți toate ingredientele pentru dressing într-un bol și agitați până se omogenizează bine. Pregătiți salata punând deasupra sfeclei tocate, pătrunjel și fistic prăjit. Se servește deasupra cu dressingul pregătit.

Bucurați-vă!

Reteta de salata de sfecla rosie aurie si rodie

ingrediente

3 sfeclă de păr aurie

1 cana ceapa rosie tocata

¼ cană oțet de vin roșu

¼ cană supă de pui

1 cană de zahăr

½ linguriță coajă de portocală rasă

¼ cană semințe de rodie

metodă

Fierbeți sfecla și prăjiți-le la 375 de grade F timp de o oră și lăsați-le să se răcească. Se curata si se taie in cuburi de jumatate de inch. Puneți ceapa, oțetul, bulionul, zahărul și coaja de portocală într-o tigaie de mărime medie la foc mare și gătiți, amestecând des, până când lichidul se reduce la o lingură, aproximativ 5 minute. Se amestecă semințele de rodie în amestecul de sfeclă și se adaugă sare după gust. Serviți fără întârziere.

Bucurați-vă!

Salată delicioasă de porumb și fasole neagră

ingrediente

1 lingura. plus 3 linguri. ulei de masline

1/2 ceapa tocata

1 cană boabe de porumb, aproximativ 2 spice de porumb

12 linguri. coriandru tocat

1 15 1/2 uncie cutie de fasole neagră, scurgeți și clătiți

1½ roșii, aproximativ 0,5 lb., fără sâmburi, fără semințe și tocate

1 lingură și jumătate de oțet de vin roșu

1 lingurita mustar de Dijon

Sare si piper

metodă

Preîncălziți cuptorul la 400 de grade F. Puneți 1 lingură. de ulei intr-o tigaie antiaderenta si se incinge la foc iute. Prăjiți ceapa până se înmoaie. Adăugați boabele de porumb și continuați să amestecați până când se înmoaie. Dați tava în cuptorul preîncălzit și gătiți până când legumele devin aurii, amestecând des. Acest lucru va dura aproximativ 20 de minute. Se scoate imediat pe o farfurie si se lasa sa se raceasca. Puneți amestecul de porumb răcit într-un bol și adăugați roșiile, coriandru și fasole și amestecați bine. Turnați oțetul, muștarul, piperul și sarea într-un castron mic și amestecați bine până se dizolvă sarea. Adăugați încet 3 linguri. de ulei și continuați să amestecați până când toate ingredientele sunt bine amestecate.

Bucurați-vă!

Desert crocant cu broccoli

ingrediente

4 felii de bacon

1/2 cap mare de broccoli

1/2 ceapa rosie mica, tocata, 1/2 cana

3 linguri. stafide

3 linguri. maioneză

1 lingura si jumatate de otet balsamic alb

2 linguri. Miere

Sare si piper

metodă

Rumeniți feliile de bacon într-o tigaie până devin crocante. Scurgeți pe un prosop de bucătărie și fărâmiți în bucăți de jumătate de inch. Ține deoparte. Separați buchețelele de broccoli și tăiați tulpina în bucăți mici. Se pune intr-un castron mare si se amesteca cu stafidele si ceapa. Într-un alt castron, combinați oțetul și maioneza și amestecați până la omogenizare. Se toarnă mierea și se condimentează cu sare și piper. Chiar înainte de servire, turnați dressingul peste amestecul de broccoli și adăugați învelișul. Completați cu slănină mărunțită și serviți imediat.

Bucurați-vă!

Salată în stil bistro

ingrediente

1 1/2 linguri de nuci tocate marunt

2 ouă mari

Spray de gatit

1 felie de bacon, cruda

4 cesti salata verde gourmet

2 linguri, 0,5 uncii de brânză albastră mărunțită

1/2 pară Bartlett, fără miez și feliate subțire

½ lingură de oțet de vin alb

1/2 lingura ulei de masline extravirgin

1/4 lingurita tarhon uscat

1/4 linguriță muștar de Dijon

Felii de pâine baghetă franceză de 2,1 inci, prăjite

metodă

Prăjiți nucile într-o tigaie mică până când aroma umple bucătăria. Acest lucru ar trebui să dureze aproximativ 3-4 minute când este gătit la maxim. Scoateți și lăsați deoparte. Pulverizați 2 căni de 6 uncii smântână groasă cu spray de gătit. Spargeți un ou în fiecare ceașcă de cremă. Acoperiți ambele cu folie alimentară și puneți la cuptorul cu microunde la putere maximă timp de 40 de secunde sau până când ouăle se întăresc. Se lasa deoparte 1 minut si se scoate pe un prosop de hartie. Prăjiți baconul într-o tigaie până devine crocant. Se scurge si se sfarama. Salvează grăsimea. Într-un castron mare, combinați slănina mărunțită, nucile prăjite, salata verde, gorgonzola și perele. Într-un alt castron mic, amestecați aproximativ 1 linguriță. grăsime, oțet, ulei,

Bucurați-vă!

Sammies cu salată Satay de pui mai sănătoasă

ingrediente

1 ½ greutate corporală de carne de pasăre feliată subțire, diverse alimente, cotlete

2 linguri. ulei vegetal

Planificare BBQ, recomandat: Mates Montreal Meal Seasoning BBQ Grill de McCormick sau Coarse Sodium and Pepper

3 linguri rotunde. unt de arahide mare

3 linguri. condiment negru de soia

1/4 cană din orice suc de fructe

2 lingurite de condimente iute

1 lămâie

Tăiați 1/4 dintr-un castravete fără semințe în bețe

1 cana morcovi tocati

2 cesti frunze de salata verde feliate

4 plăcinte cu crustă, kaiser sau speaker, împărțite

metodă

Încinge o tigaie de grătar sau o tigaie mare antiaderență. Acoperiți carnea de pasăre cu ulei și puneți grătarul pe grătar și gătiți timp de 3 minute pe fiecare parte în 2 reprize.

Puneți untul de arahide într-un castron sigur pentru cuptorul cu microunde și înmuiați-l în cuptorul cu microunde la putere maximă timp de aproximativ 20 de secunde. Amestecați soia, sucul de fructe, condimentele iute și sucul de lămâie în untul de arahide. Asezonați puiul cu condimente satay. Se amestecă legumele proaspete feliate. Puneți 1/4 din legumele proaspete pe pâinea pentru sandviș și acoperiți cu 1/4 din amestecul de pasăre Satay. Reglați vârfurile chiflelor și oferiți sau împachetați-le pentru călătorie.

Bucurați-vă!

Salata de pui Cleopatra

ingrediente

1 ½ piept de pui

2 linguri. ulei de măsline extra virgin

1/4 linguriță fulgi boost roșii zdrobiți

4 catei de usturoi macinati

1/2 pahar de vin alb sec

1/2 portocala, scursa

O mână de pătrunjel plat tocat

Sodiu grosier și piper negru

metodă

Încălziți un recipient mare antiaderent pe aragaz. Adăugați uleiul de măsline extravirgin și încălziți. Adăugați push-ul zdrobit, cățeii de usturoi zdrobiți și pieptul de pui. Soteți pieptul de pui până se rumenește bine pe toate părțile, aproximativ 5 până la 6 minute. Lăsați lichidul să se scurgă și gătiți până se înmoaie, încă aproximativ 3 până la 4 minute, apoi scoateți tigaia de pe foc. Peste carnea de curte se toarna zeama de lamaie proaspat stors si se serveste cu patrunjel si sare dupa gust. Serviți imediat.

Bucurați-vă!

Salată thailandeză-vietnameză

ingrediente

3 salate latine, tocate

2 căni de răsaduri de legume proaspete, de orice tip

1 cană daikon sau ridichi roșii tocate perfect

2 căni de mazăre

8 ceapa primavara, taiata cubulete

½ castravete fără semințe, tăiat în jumătate pe lungime

1 jumătate de litru de roșii galbene sau roșii

1 ceapa rosie, taiata in patru si feliata la perfectiune

1 selecție de rezultate proaspete excelente în, aranjate

1 busuioc proaspăt ales, decojit

Pachetele de 2,2 uncii de nuci feliate sunt pe culoarul de gătit

8 felii de pâine prăjită cu migdale sau anason, tăiate în bucăți de 1 inch

1/4 cană sos de soia negru tamari

2 linguri. ulei vegetal

4 până la 8 cotlet subțiri de pui, în funcție de mărime

Sare și piper negru proaspăt măcinat

1 liră mahi mahi

1 lime copt

metodă

Combinați toate ingredientele într-un bol mare și serviți rece.

Bucurați-vă!

Salată Cobb de Crăciun

ingrediente

Spray antiaderent pentru prepararea alimentelor

2 linguri. sirop de nuca

2 linguri. zahar brun

2 linguri. Cedru

1 kilogram de șuncă, complet fiartă, tăiată în cuburi mari

½ kilogram de fasole cu papion, gătită

3 linguri. minunați cornișori feliați

Salata Bibb

½ cană ceapă roșie feliată

1 cană de Gouda tăiat cubulețe

3 linguri. frunze de patrunjel proaspat tocate

Vinaigretă, urmează formula

Fasole organică marinată:

1 kg de mazăre, decojită, tăiată în treimi

1 lingurita usturoi feliat

1 linguriță fulgi boost roșii

2 lingurite de ulei de masline extravirgin

1 lingurita otet alb

Putina sare

piper negru

metodă

Preîncălziți aragazul la 350 de grade F. Aplicați spray de gătit antiaderent pe tava de copt. Într-un castron mediu, combinați siropul de nuci, glucoza brună și cidru de mere. Adăugați șunca și amestecați bine. Puneți amestecul de șuncă pe foaia de copt și gătiți până când se încălzește și șunca se rumenește, aproximativ 20 până la 25 de minute. Scoateți din cuptor și lăsați deoparte.

Adăugați boabele, castraveții și pătrunjelul în bolul cu vinegreta și amestecați pentru a se acoperi. Tapetați un castron mare cu salata Bibb și adăugați cerealele. Aranjați ceapa roșie, gouda, mazărea murată și șunca finită pe rânduri deasupra porumbului. Servi.

Bucurați-vă!

Salata de cartofi verzi

ingrediente

7-8 cepe de primavara, curatate, uscate si tocate, verde si alba

1 arpagic mic, feliat

1 lingurita sare kosher

Piper alb proaspăt măcinat

2 linguri. cascadă

8 linguri de ulei de măsline extravirgin

2 bwt de țelină roșie spălată

3 foi de dafin

6 linguri de otet negru

2 eșalote, decojite, tăiate în sferturi pe lungime, feliate subțiri

2 linguri. mustar de Dijon neted

1 lingura. capere feliate

1 lingurita de capera lichida

1 buchet tarhon, tocat

metodă

Amestecați ceapa primăvară și arpagicul într-un blender. Adăugați sare după gust. Adăugați apă și amestecați. Se toarnă 5 linguri. de ulei de măsline extravirgin încet prin partea de sus a mixerului și amestecați până la omogenizare. Fierbeți țelina într-o oală cu apă, scădeți temperatura și gătiți încet. Se condimentează apa cu puțină sare și se adaugă foile de dafin. Se fierbe țelina până se înmoaie când este străpunsă cu vârful unui cuțit, aproximativ 20 de minute.

Amesteca otetul negru, salota, mustarul, caperele si tarhonul intr-un castron suficient de mare pentru a tine telina. Adăugați uleiul de măsline extravirgin rămas. Scurgeți țelina și aruncați frunza de dafin.

Puneți țelina într-un castron și zdrobiți-o cu grijă cu vârful unei furculițe. Asezonați bine cu boost și sodiu și amestecați bine. Completați adăugând eșalota și un amestec de ulei de măsline extravirgin. Amesteca bine. Se ține la cald la 70 de grade până când este gata de servire.

Bucurați-vă!

Salată de porumb prăjit

ingrediente

3 spice de porumb dulce

1/2 cană ceapă feliată

1/2 cană ardei gras feliat

1/2 cană de roșii feliate

Sarat la gust

Pentru a imbraca salata

2 linguri. Ulei de masline

2 linguri. Suc de lămâie

2 lingurite pudra de chili

metodă

Stiuleții de porumb trebuie gătiți la foc mediu până se carbonizează ușor. După prăjirea știuleților de porumb, trebuie să îndepărtați boabele cu ajutorul unui cuțit. Acum ia un bol și amestecă sâmburii, ceapa tocată, ardeiul și roșiile cu sare și apoi ține bolul deoparte. Acum faceți dressingul pentru salată amestecând uleiul de măsline, sucul de lămâie și pudra de chili, apoi răciți-l. Înainte de servire, turnați dressingul peste salată și serviți.

Bucurați-vă!

Salată de varză și struguri

ingrediente

2 varze, tocate

2 căni de struguri verzi tăiați la jumătate

1/2 cană coriandru tocat mărunt

2 ardei iute verzi, tocat

Ulei de masline

2 linguri. Suc de lămâie

2 lingurite de zahar pudra

Sare si piper dupa gust

metodă

Pentru prepararea dressing-ului pentru salata puneti intr-un bol uleiul de masline, zeama de lamaie, zaharul, sare si piper si amestecati bine, apoi puneti la frigider. Acum puneți restul ingredientelor într-un alt bol, amestecați bine și lăsați deoparte. Înainte de a servi salata, adăugați sosul de salată răcit și amestecați ușor.

Bucurați-vă!

Salata de citrice

ingrediente

1 cană paste integrale de grâu, fierte

1/2 cană ardei gras feliat

1/2 cană morcovi, albiți și tocați

1 ceapa primavara, tocata

1/2 cană portocală, tăiată în felii

1/2 cană segmente de lime dulce

1 cană muguri de fasole

1 cană brânză de vaci cu conținut scăzut de grăsimi

2-3 linguri. frunze de menta

1 linguriță pudră de muștar

2 linguri. Zahăr pudră

Sarat la gust

metodă

Pentru a face dressingul, adaugă într-un bol caș, frunze de mentă, pudră de muștar, zahăr și sare și amestecă bine până se dizolvă zahărul. Se amestecă restul ingredientelor într-un alt bol și se lasă deoparte să se odihnească. Inainte de a servi salata adaugati dressingul si serviti rece.

Bucurați-vă!

Salata de fructe si salata verde

ingrediente

2-3 frunze de salata verde, taiate bucatele

1 papaya, tocat

½ cană de struguri

2 portocale

½ cană de căpșuni

1 pepene verde

2 linguri. Suc de lămâie

1 lingura. Miere

1 lingurita fulgi de ardei iute rosu

metodă

Puneți sucul de lămâie, mierea și fulgii de ardei iute într-un bol și amestecați bine, apoi lăsați deoparte. Acum puneți restul ingredientelor într-un alt bol și amestecați-le bine. Înainte de servire, adăugați dressingul în salată și serviți imediat.

Bucurați-vă!

Salată cu mere și salată verde

ingrediente

1/2 cană piure de pepene galben

1 lingurita de seminte de chimion, prajite

1 lingurita coriandru

Se adauga sare si piper dupa gust

2-3 salate verzi, tăiate bucăți

1 varză, tocată

1 morcov, ras

1 ardei gras, taiat cubulete

2 linguri. Suc de lămâie

½ cană de struguri, mărunțiți

2 mere, tocate

2 cepe verde, tocate

metodă

Puneti varza, salata verde, morcovul ras si ardeiul gras intr-o oala si acoperiti cu apa rece, aduceti la fiert si gatiti pana devine crocant, acest lucru poate dura pana la 30 de minute. Acum le scurgem si leaga-le intr-o carpa si lasa-le sa se raceasca. Acum merele trebuie luate cu zeama de lamaie intr-un bol si racite. Acum puneți restul ingredientelor într-un bol și amestecați-le bine. Serviți imediat salata.

Bucurați-vă!

Salată de fasole și ardei

ingrediente

1 cană de fasole, fiartă

1 cană de năut, înmuiat și fiert

Ulei de masline

2 cepe, tocate

1 lingurita coriandru, tocat

1 boia de ardei

2 linguri. Suc de lămâie

1 lingurita pudra de chili

sare

metodă

Ardeiul trebuie străpuns cu o furculiță, uns cu ulei și fiert la foc mic. Acum înmuiați ardeii în apă rece, apoi îndepărtați pielea arsă și tăiați-i felii. Se amestecă restul ingredientelor cu boia și se amestecă bine. Se răcește timp de o oră sau mai mult înainte de servire.

Bucurați-vă!!

Salată de morcovi și curmale

ingrediente

1 1/2 cani de morcovi, rasi

1 cap de salata verde

2 linguri. migdale, prajite si tocate

Sos cu miere și lămâie

metodă

Pune morcovul ras într-o cratiță cu apă rece și lasă-l aproximativ 10 minute, apoi scurge-l. Acum același lucru trebuie repetat și cu capul de salată. Acum puneți morcovii și salata verde cu celelalte ingrediente într-un bol și lăsați să se răcească înainte de a servi. Serviți salata presărată cu migdale prăjite și tocate.

Bucurați-vă!!

Sos cremos de salată cu ardei

ingrediente

2 cani de maioneza

1/2 cană lapte

Cascadă

2 linguri. oțet de mere

2 linguri. Suc de lămâie

2 linguri. branza parmezan

sare

Puțin sos chili

Puțin sos Worcestershire

metodă

Luați un castron mare și puneți toate ingredientele în el și amestecați-le bine, astfel încât să nu fie cocoloașe. Cand amestecul are structura cremoasa dorita, se toarna in salata de fructe si legume proaspete, iar apoi salata cu dressing este gata de servit. Acest dressing cremos și picant cu ardei nu merge bine doar cu salate, ci poate fi servit și cu pui, burgeri și sandvișuri.

Bucurați-vă!

Salata hawaiana

ingrediente

Pentru dressingul de portocale

lingura de faina de porumb

Cam o cană de sifon de portocale

1/2 cană suc de portocale

Praf de scorțișoară

pentru salata

5-6 frunze de salata verde

1 ananas taiat cubulete

2 banane, tăiate cubulețe

1 castravete, taiat cubulete

2 rosii

2 portocale, tăiate felii

4 curmale negre

Sarat la gust

metodă

Pentru a face dressingul pentru salată, luați un castron și amestecați făina de porumb în sucul de portocale, apoi adăugați dovleceii de portocale în bol și gătiți până când consistența dressingului se îngroașă. Apoi scorțișoara măcinată și pudra de chili se adaugă în bol și apoi se răcesc câteva ore. Se prepară apoi salata, se pun frunzele de salată într-un bol și se acopera cu apă pentru aproximativ 15 minute. Acum roșiile feliate trebuie puse într-un bol cu bucăți de ananas, măr, banană, castraveți și bucăți de portocale cu sare după gust și amestecați bine. Acum se adauga in frunzele de salata verde, apoi se toarna dressingul racit peste salata, inainte de servire.

Bucurați-vă!!

Salată de porumb prăjit

ingrediente

Pachet de știuleți de porumb dulce

1/2 cană ceapă feliată

1/2 cană ardei gras feliat

1/2 cană de roșii feliate

Sarat la gust

Pentru a imbraca salata

Ulei de masline

Suc de lămâie

Praf de ardei iute

metodă

Stiuletii de porumb trebuie prajiti la foc mediu pana se ard usor, dupa prajire, scoateti stiuletii de porumb cu ajutorul unui cutit de porumb. Acum ia un bol și amestecă sâmburii, ceapa tocată, ardeiul și roșiile cu sare și apoi ține bolul deoparte. Acum faceți dressingul pentru salată amestecând uleiul de măsline, sucul de lămâie și pudra de chili, apoi răciți-l. Înainte de servire, turnați dressingul peste salată și serviți.

Bucurați-vă!

Salată de varză și struguri

ingrediente

1 cap de varza, tocata

Aproximativ 2 căni de struguri verzi tăiați în jumătate

1/2 cană coriandru tocat mărunt

3 ardei iute verzi, tocat

Ulei de masline

Suc de lamaie, dupa gust

Zahăr pudră, după gust

Sare si piper dupa gust

metodă

Pentru prepararea dressing-ului pentru salata puneti intr-un bol uleiul de masline, zeama de lamaie, zaharul, sare si piper si amestecati bine, apoi puneti la frigider. Acum puneți restul ingredientelor într-un alt bol și puneți deoparte. Înainte de a servi salata, adăugați sosul de salată răcit și amestecați ușor.

Bucurați-vă!!

Salata de citrice

ingrediente

Cam o cană de paste integrale de grâu fierte

1/2 cană ardei gras feliat

1/2 cană morcovi, albiți și tocați

Ceapa verde. Mărunțit

1/2 cană portocale, tăiate felii

1/2 cană segmente de lime dulce

O cană de muguri de fasole

Cam o cană de brânză de vaci, cu conținut scăzut de grăsimi

2-3 linguri. frunze de menta

Pudră de muștar, după gust

Zahăr pudră, după gust

sare

metodă

Pentru a pregăti dressingul, adăugați într-un castron caș, frunze de mentă, pudră de muștar, zahăr și sare și amestecați bine. Acum amestecați restul ingredientelor într-un alt bol și lăsați-l deoparte să se odihnească. Inainte de a servi salata adaugati dressingul si serviti rece.

Bucurați-vă!!

Salata de fructe si salata verde

ingrediente

4 frunze de salata verde, rupte in bucatele

1 papaya, tocat

1 cană de struguri

2 portocale

1 cană căpșuni

1 pepene verde

½ cană suc de lămâie

1 lingurita miere

1 lingurita fulgi de ardei iute rosu

metodă

Puneți sucul de lămâie, mierea și fulgii de ardei iute într-un bol și amestecați bine, apoi lăsați deoparte. Acum puneți restul ingredientelor într-un alt bol și amestecați-le bine. Adăugați dressingul în salată înainte de servire.

Bucurați-vă!

Salată de pui curry

ingrediente

2 piept de pui dezosati, fara piele, fierti si taiati in jumatate

3-4 tulpini de telina, tocate

1/2 cană maioneză cu conținut scăzut de grăsimi

2-3 lingurite. pudra de curry

metodă

Puneți pieptul de pui fiert, dezosat și fără piele, cu ingredientele rămase, țelina, maioneza cu conținut scăzut de grăsimi și praful de curry într-un castron mediu și amestecați bine. Iată cum este gata de servit această rețetă delicioasă și simplă. Această salată poate fi folosită ca umplutură de sandvici cu salată verde pe pâine.

Bucurați-vă!!

Salata de spanac si capsuni

ingrediente

2 lingurite de susan

2 lingurițe de semințe de mac

2 lingurite de zahar alb

Ulei de masline

2 lingurite de boia

2 lingurițe de oțet alb

2 lingurite sos Worcestershire

Ceapa maruntita

Spanacul se spala si se taie bucatele

Un sfert de litru de căpșuni, tăiate în bucăți

Mai puțin de o ceașcă de migdale, argintite și albite

metodă

Luați un castron de dimensiune medie; amestecați semințele de mac, semințele de susan, zahărul, uleiul de măsline, oțetul și boia de ardei, împreună cu sosul Worcestershire și ceapa. Se amestecă bine și se acoperă și se congelează cel puțin o oră. Luați un alt castron și amestecați spanacul, căpșunile și migdalele, apoi turnați amestecul de ierburi și puneți salata la frigider pentru cel puțin 15 minute înainte de servire.

Bucurați-vă!

Salată dulce de restaurant

ingrediente

Pungă de 16 oz de amestec de salată de varză

1 ceapă, tăiată cubulețe

Mai puțin de o ceașcă de sos cremos de salată

Ulei vegetal

1/2 cană zahăr alb

sare

Mawseed

oțet alb

metodă

Luați un castron mare; se amestecă amestecul de salată de varză și ceapa. Acum ia un alt bol și amestecă sosul pentru salată, uleiul vegetal, oțetul, zahărul, sarea și semințele de mac. După ce le-ați amestecat bine, adăugați amestecul la amestecul de salată de varză și acoperiți bine. Înainte de servire, dă la rece delicioasa salată la frigider pentru cel puțin o oră sau două.

Bucurați-vă!

Salata clasica de macaroane

ingrediente

4 cani de macaroane lattani, nefierte

1 cană maioneză

Mai puțin de o cană de oțet alb distilat

1 cană zahăr alb

1 lingurita de mustar galben

sare

Piper negru, măcinat

Ceapa de marime mare, tocata marunt

Cam o cană de morcovi, ras

2-3 tulpini de telina

2 ardei piment, tocat

metodă

Se ia o oala mare si se pune apa cu sare in ea si se da la fiert, se adauga macaroanele si se calesc si se lasa sa se raceasca cca 10 minute dupa care se scurg. Acum ia un castron mare si adauga otet, maioneza, zahar, otet, mustar, sare si piper si amesteca bine. Cand sunt bine amestecate adaugam telina, ardeiul verde, ardeiul iute, morcovul si macaroanele si amestecam din nou bine. După ce toate ingredientele s-au amestecat bine, lăsați să se odihnească la frigider pentru cel puțin 4-5 ore înainte de a servi delicioasa salată.

Bucurați-vă!

Salata de pere Roquefort

ingrediente

Salată verde, tăiată în bucăți

Cam 3-4 pere, decojite si tocate

Cutie de branza Roquefort, tocata sau maruntita

Ceapa verde, taiata in felii

Cam o cană de zahăr alb

1/2 cutie nuci pecan

Ulei de masline

2 lingurite otet de vin negru

Muștar, după gust

Un catel de usturoi

Sare si piper negru, dupa gust

metodă

Se ia o tigaie si se incinge uleiul la foc mediu, apoi se amesteca zaharul cu nucile pecan si se amesteca in continuare pana se topeste zaharul si nucile pecan se caramelizeaza, apoi se lasa la racit. Acum ia un alt castron si adauga ulei, otet, zahar, mustar, usturoi, sare si piper negru si amesteca-le bine. Acum combinați salata verde, perele și brânza albastră, avocado și ceapa verde într-un castron și adăugați amestecul de dressing, apoi stropiți cu nuci pecan caramelizate și serviți.

Bucurați-vă!!

Salata de ton Barbie

ingrediente

Cutie de ton alb

½ cană maioneză

lingura de parmezan

Murat dulce, după gust

Frunze de ceapa, dupa gust

Pudră de curry, după gust

Pătrunjel uscat, după gust

Buruiana de marar, uscata, dupa gust

Pudră de usturoi, după gust

metodă

Luați un bol și adăugați toate ingredientele și amestecați bine. Lăsați-le să se răcească timp de o oră înainte de servire.

Bucurați-vă!!

Salată festivă de pui

ingrediente

1 kilogram de pui, fiert

O cană de maioneză

o lingurita de boia

Aproximativ două căni de merișoare uscate

2 cepe verde, tocate mărunt

2 ardei verzi macinati

O cană de nucă mărunțită

Sare si piper negru, dupa gust

metodă

Luați un castron de dimensiune medie, amestecați maioneza, boia de ardei, condimentați după gust și asezonați cu sare dacă este necesar. Acum ia merisoarele, telina, ardeiul gras, ceapa si nucile si amesteca-le bine. Acum adăugați puiul fiert și amestecați din nou bine. Condimentați-le după gust și adăugați piper negru măcinat dacă este necesar. Se lasa la racit cel putin o ora inainte de servire.

Bucurați-vă!!

Salată de fasole mexicană

ingrediente

Cutie de fasole neagră

Conserva de fasole

Cutie de fasole cannellini

2 ardei verzi, tocati

2 ardei rosii

Un pachet de boabe de porumb congelate

1 ceapa rosie, tocata marunt

Ulei de masline

1 lingura. Oțet de vin negru

½ cană suc de lămâie

sare

1 usturoi, zdrobit

1 lingura. Coriandru

1 lingurita de chimion, macinat

piper negru

1 lingurita sos de ardei

1 lingurita pudra de chili

metodă

Luați un castron și amestecați fasolea, ardeiul gras, porumbul congelat și ceapa roșie. Acum luați un alt recipient mai mic, amestecați uleiul, oțetul de vin, zeama de lămâie, coriandru, chimen, piper negru, apoi condimentați după gust și adăugați sos iute cu pudra de chili. Se toarnă amestecul de condimente și se amestecă bine. Lăsați-le să se răcească aproximativ o oră sau două înainte de a le servi.

Bucurați-vă!!

Salata de paste cu bacon

ingrediente

O cutie de paste rotini tricolore nefierte

9-10 felii de bacon

O cană de maioneză

Amestecul de dressing pentru salată

1 lingurita praf de usturoi

1 lingurita de ardei usturoi

1/2 cană lapte

1 rosie, tocata

Cutie de masline negre

O cană de brânză cheddar, mărunțită

metodă

Intr-o cratita se pune apa cu sare si se aduce la fiert. Gatiti pastele pana se inmoaie, aproximativ 8 minute. Acum se ia o tigaie si se incinge uleiul in tigaie si se rumenesc baconul iar cand sunt fierte se scurg si se toaca. Luați un alt bol și adăugați ingredientele rămase, apoi adăugați pastele și baconul. Se serveste cand este bine amestecat.

Bucurați-vă!!

Salata de cartofi rosii

ingrediente

4 cartofi rosii tineri, curatati si curatati de coaja

2 oua

Un kilogram de slănină

Ceapa, tocata marunt

Coaja de telina tocata

Aproximativ 2 căni de maioneză

Sare si piper dupa gust

metodă

Intr-o cratita se pune apa cu sare si se aduce la fierbere, apoi se adauga cartofii noi in tigaie si se fierbe aproximativ 15 minute, pana se inmoaie. Apoi scurgeți cartofii și lăsați-i să se răcească. Acum puneți ouăle într-o tigaie și acoperiți-le cu apă rece, apoi aduceți apa la fiert, apoi scoateți tigaia de pe foc și lăsați-o deoparte. Acum gătiți slănina, scurgeți-o și lăsați-o deoparte. Acum adaugam ingredientele cu cartofii si baconul si amestecam bine. Se răcește și se servește.

Bucurați-vă!!

Salată de fasole neagră și cușcuș

ingrediente

O ceașcă de cușcuș, crud

Aproximativ două căni de bulion de pui

Ulei de masline

2-3 linguri. Suc de lămâie

2-3 linguri. Oțet de vin negru

Kim

2 cepe verde, tocate

1 ardei rosu, tocat

Coriandru, proaspăt tocat

O ceașcă de boabe de porumb congelate

Două cutii de fasole neagră

Sare si piper dupa gust

metodă

Aduceți bulionul de pui la fiert, apoi amestecați cușcușul și gătiți, acoperind tigaia și lăsând-o deoparte. Acum amestecați uleiul de măsline, sucul de lămâie, oțetul și chimenul, apoi adăugați ceapa, ardeiul, coriandru, porumb, fasole și blană. Acum amestecați toate ingredientele și apoi lăsați să se răcească câteva ore înainte de servire.

Bucurați-vă!!

Salată grecească de pui

ingrediente

2 cani de pui fiert

1/2 cană morcovi, tăiați felii

1/2 cană castraveți

Cam o cană de măsline negre tocate

Cam o cana de branza feta, tocata sau maruntita

Sos de salată în stil italian

metodă

Luați un castron mare, puneți puiul fiert, morcovii, castraveții, măslinele și brânza și amestecați bine. Acum adăugați amestecul de sos pentru salată și amestecați bine din nou. Acum răcește vasul acoperind-l. Se serveste odata racit.

Bucurați-vă!!

Salată de pui fantastică

ingrediente

½ cană maioneză

2 linguri. oțet de mere

1 usturoi, tocat

1 lingurita marar proaspat, tocat marunt

O jumătate de kilogram de piept de pui gătit fără piele și dezosat

½ cană brânză feta, tocată

1 ardei rosu

metodă

Se amestecă bine maioneza, oțetul, usturoiul și mararul și se lasă la frigider pentru cel puțin 6-7 ore sau peste noapte. Acum amestecați puiul, ardeiul gras și brânza, apoi lăsați-l să se răcească câteva ore, apoi serviți o salată sănătoasă și delicioasă.

Bucurați-vă!!

Salată de pui cu curry cu fructe

ingrediente

4-5 piept de pui, fierte

Coaja de telina tocata

Ceapa verde

Cam o cană de stafide aurii

Măr decojit și tăiat felii

Nuci pecan prăjite

Struguri verzi, însămânțați și tăiați la jumătate

pudra de curry

O cană de maioneză cu conținut scăzut de grăsimi

metodă

Luați un castron mare și puneți în el toate ingredientele, cum ar fi țelina, ceapa, stafide, mere feliate, nuci pecan prăjite, struguri verzi fără semințe cu pudră de curry și maioneză și amestecați-le bine. După ce sunt bine amestecate, lăsați-le să se odihnească câteva minute, apoi serviți salata de pui delicioasă și sănătoasă.

Bucurați-vă!!

O salată minunată de pui cu curry

ingrediente

Aproximativ 4-5 piept de pui fără piele și dezosat, tăiați în jumătate

O cană de maioneză

Cam o cană de ajvar

o lingurita de pudra de curry

Cam o lingurita. de piper

Nuci pecan, cam o cană, tocate

O cană de struguri, sămânțați și tăiați la jumătate

1/2 cană ceapă, tocată mărunt

metodă

Luați un recipient mare, gătiți în el pieptul de pui aproximativ 10 minute și când este fiert, rupeți-l în bucăți cu o furculiță. Apoi le scurgem si le lasam sa se raceasca. Acum ia un alt castron și adaugă maioneza, ajvar, praf de curry și piper și amestecă. Apoi, adăugați pieptul de pui fiert și mărunțit la amestec, apoi adăugați nucile pecan, pudra de curry și piperul. Răciți salata la frigider pentru câteva ore înainte de servire. Această salată este alegerea ideală pentru burgeri și sandvișuri.

Bucurați-vă!

Salata picanta de morcovi

ingrediente

2 morcovi, tocați

1 usturoi, tocat

Cam o cană de apă 2-3 linguri. Suc de lămâie

Ulei de masline

Sarat la gust

Piper, după gust

bucăți de ardei iute

Pătrunjel, proaspăt și tocat

metodă

Pune morcovul în cuptorul cu microunde și fierbe-l câteva minute cu usturoiul tocat și apă. Scoateți din cuptorul cu microunde când morcovii sunt fierți și înmuiați. Apoi scurgeți morcovii și puneți-i deoparte. Acum adaugam in bolul cu morcovi sucul de lamaie, uleiul de masline, fulgii de piper, sarea si patrunjelul si amestecam bine. Lasati sa se raceasca cateva ore, apoi salata acidulata si delicioasa este gata de servit.

Bucurați-vă!!

Salată asiatică de mere

ingrediente

2-3 lingurite. Oțet de orez 2-3 linguri. Suc de lămâie

Sarat la gust

Zahăr

1 lingurita sos de peste

1 jicama julienne

1 mar, tocat

2 cepe primavara, tocate marunt

mentă

metodă

Oțetul de orez, sarea, zahărul, sucul de lămâie și sosul de pește trebuie amestecate bine într-un bol de mărime medie. Cand s-au omogenizat bine, amestecam intr-un bol jicama taiata fasii julienne cu merele tocate si amestecam bine. Apoi se adaugă șalota și cotletele de mentă și se amestecă. Înainte de a servi salata cu un sandviș sau burger, lăsați-o să se răcească puțin.

Bucurați-vă!!

Salata de dovlecei si orz

ingrediente

1 dovlecel

2 cepe primavara, tocate

1 dovleac galben

Ulei de masline

Cutie de orz fiert

Mărar

Pătrunjel

½ cană brânză de capră, măruntită

Piper si sare, dupa gust

metodă

Dovlecelul, ceapa primavara tocata si dovleceii galbeni se calesc in ulei de masline la foc mediu. Gatiti-le cateva minute pana se inmoaie. Acum transferați-le într-un bol, turnați în bol orzul fiert, pătrunjelul, brânza de capră rasă, mărarul, sare și piper și amestecați din nou. Se răcește salata câteva ore înainte de servire.

Bucurați-vă!!

Salata de fructe cu nasturel

ingrediente

1 pepene verde tăiat cubulețe

2 piersici, feliate

1 buchet de nasturel

Ulei de masline

½ cană suc de lămâie

Sarat la gust

Piper, după gust

metodă

Puneți cuburile de pepene verde și rondelele de piersici împreună cu cresonul într-un castron de mărime medie și stropiți cu ulei de măsline și suc de lămâie. Se condimentează apoi după gust și, dacă este necesar, se adaugă sare și piper după gust. Cand toate ingredientele sunt bine amestecate, puneti-o deoparte sau puteti lasa cateva ore la frigider, apoi delicioasa si sanatoasa salata de fructe este gata de servit.

Bucurați-vă!!

salată Cezar

ingrediente

3 catei de usturoi, tocati

3 hamsii

½ cană suc de lămâie

1 lingurita sos Worcestershire

Ulei de masline

Gălbenuș de ou

1 cap de Romaine

½ cană parmezan ras

Paine prajita

metodă

Cățeii de usturoi tăiați mărunțiți cu hamsii și sucul de lămâie, apoi adăugați sosul Worcestershire cu sare, piper și gălbenuș de ou și amestecați din nou până la omogenizare. Acest amestec trebuie făcut cu ajutorul unui blender la viteză mică, acum se adaugă încet și treptat uleiul de măsline, apoi se toarnă romaine. Apoi lăsați amestecul pentru ceva timp. Serviți salata cu parmezan și sos de crostini.

Bucurați-vă!!

Salata de pui mango

ingrediente

2 Piept de pui, dezosat, taiat bucatele

dorește Mesclun

2 mango cubulete

¼ cană suc de lămâie

1 lingurita de ghimbir, ras

2 lingurite de miere

Ulei de masline

metodă

Sucul de lămâie și mierea trebuie amestecate într-un castron, apoi se adaugă ghimbir ras și ulei de măsline. După ce amestecați bine ingredientele în bol, lăsați-l deoparte. Apoi puiul la grătar și lăsați-l să se răcească, iar după ce se răcește, tăiați puiul în cuburi ușor de mușcat. Pune apoi puiul într-un bol și amestecă-l bine cu legumele și mango. Dupa ce am amestecat bine toate ingredientele, se lasa la racit si apoi se serveste salata delicioasa si interesanta.

Bucurați-vă!!

Salata de portocale cu mozzarella

ingrediente

2-3 portocale, tăiate felii

Branza mozzarella

Frunze de busuioc proaspăt, rupte în bucăți

Ulei de masline

Sarat la gust

Piper, după gust

metodă

Amestecați mozzarella și feliile de portocale împreună cu frunzele de busuioc proaspăt tocate. După ce le-am amestecat bine, stropiți amestecul cu ulei de măsline și asezonați după gust. Apoi, dacă este necesar, adăugați sare și piper după gust. Lăsați salata să se răcească câteva ore înainte de a o servi, deoarece aceasta va oferi salatei aromele potrivite.

Bucurați-vă!!

Salata cu trei fasole

ingrediente

1/2 cană oțet de mere

Cam o cană de zahăr

O cană de ulei vegetal

Sarat la gust

½ cană de fasole verde

½ cană fasole ceară

½ cană de fasole

2 capete de ceapa rosie, tocata marunt

Sare si piper dupa gust

Frunze de patrunjel

metodă

Intr-o cratita se pune otetul de mere cu uleiul de samburi, zaharul si sarea si se aduce la fiert, apoi se adauga fasolea verde cu ceapa rosie feliata si se lasa la marinat cel putin o ora. După o oră se condimentează cu sare, piper și sare și se servește cu pătrunjel proaspăt.

Bucurați-vă!!

Salată de tofu miso

ingrediente

1 lingurita de ghimbir, tocat marunt

3-4 linguri. din miso

Cascadă

1 lingura. orez vin Oțet

1 lingurita sos de soia

1 lingurita pasta de ardei iute

1/2 cană ulei de arahide

Spanac tânăr, tocat

½ cană de tofu, tăiat în bucăți

metodă

Ghimbirul tocat trebuie amestecat cu miso, apă, oțet de vin de orez, sos de soia și pastă de chili. Apoi, acest amestec trebuie amestecat cu o jumătate de pahar de ulei de arahide. Cand s-au omogenizat bine adaugam tofu taiat cubulete si spanacul tocat. Se răcește și se servește.

Bucurați-vă!!

Salată japoneză de ridichi

ingrediente

1 pepene verde, tăiat în felii

1 ridiche, feliată

1 ceapa primavara

1 x șir de dorințe pentru copii

vizor

1 lingurita otet de vin de orez

1 lingurita sos de soia

1 lingurita de ghimbir, ras

sare

ulei de susan

Ulei vegetal

metodă

Pune pepenele verde, ridichea cu ceapa primavara si verdeata intr-un castron si punem deoparte. Acum ia un alt bol, adaugă mirin, oțet, sare, ghimbir ras, sos de soia cu ulei de susan și ulei vegetal, apoi amestecă bine. Cand ingredientele din vas sunt bine amestecate, intindeti acest amestec peste vasul cu pepenii verzi si ridichi. Este o salată atât de interesantă, dar foarte gustoasă, gata de servit.

Bucurați-vă!!

sud-vestul Cobb

ingrediente

1 cană maioneză

1 cană de zară

1 lingurita sos iute Worcestershire

1 lingurita coriandru

3 cepe de primăvară

1 lingura. coaja de portocala

1 usturoi, tocat

1 cap de Romaine

1 avocado, taiat cubulete

Jicama

½ cană de brânză ascuțită, măruntită sau măruntită

2 portocale, tăiate felii

Sarat la gust

metodă

Maioneza și zara trebuie pasate cu sos Worcestershire fierbinte, ceapă primăvară, coajă de portocală, coriandru, usturoi tocat și sare. Acum ia un alt bol și amestecă romaine, avocado și jicama cu portocalele și brânza rasă. Acum turnați piureul de zară peste vasul cu portocale și puneți deoparte, înainte de servire, pentru ca salata să capete adevărata sa aromă.

Bucurați-vă!!

Paste caprese

ingrediente

1 pachet de Fusilli

1 cană de mozzarella, tăiată cubulețe

2 roșii, fără sâmburi și tocate

Frunze de busuioc proaspăt

¼ cană nuci de pin prăjite

1 usturoi, tocat

Sare si piper dupa gust

metodă

Gătiți clătitele conform instrucțiunilor, apoi lăsați-le deoparte să se răcească. Dupa ce s-a racit se amesteca cu mozzarella, rosiile, nucile de pin prajite, usturoiul si frunzele de busuioc tocate si asezoneaza dupa gust, sare si piper daca se doreste. Lăsați întregul amestec de salată deoparte să se răcească, apoi serviți cu sandvișuri sau burgeri sau orice fel de mâncare.

Bucurați-vă!!

Salată de păstrăv afumat

ingrediente

2 linguri. oțet de mere

Ulei de masline

2 cepe tocate

1 lingurita hrean

1 lingurita mustar de Dijon

1 lingurita miere

Sare si piper dupa gust

1 conserve Pastrav afumat, in foi

2 mere, tăiate felii

2 sfeclă, feliată

rachetă

metodă

Luați un castron mare și adăugați păstrăvul afumat fulgi cu merele juliane, sfecla și rucola, apoi lăsați vasul deoparte. Acum ia un alt castron și amestecă oțetul de mere, uleiul de măsline, hreanul, eșapa tocată, mierea și muștarul de Dijon, apoi asezonează amestecul după gust, apoi adaugă sare și piper după gust. Acum luați acest amestec și turnați-l peste un bol cu mere tăiate juliană și amestecați bine, apoi serviți salata.

Bucurați-vă!!

Salată de ouă cu fasole

ingrediente

1 cană fasole verde, albită

2 ridichi, tăiate felii

2 oua

Ulei de masline

Sare si piper dupa gust

metodă

Mai întâi fierbeți sfecla în ouă, apoi amestecați-le cu fasolea verde albită și ridichiile feliate. Se amestecă bine, apoi se stropește cu ulei de măsline și sare și piper după gust. Cand toate ingredientele sunt bine amestecate, se lasa deoparte si se lasa sa se raceasca. Cand amestecul s-a racit, salata este gata de servit.

Bucurați-vă!!

Salata de ambrozie

ingrediente

1 cană lapte de cocos

2-3 felii de coajă de portocală

Câteva picături de esență de vanilie

1 cană de struguri, tăiați felii

2 mandarine, tăiate felii

2 mere, tăiate felii

1 nucă de cocos, rasă și prăjită

10-12 nuci măcinate

metodă

Luați un bol de dimensiune medie și amestecați laptele de cocos, coaja de portocală și esența de vanilie. Cand se bate bine, adauga mandarina feliata cu merele si strugurii feliati. După ce amestecați bine toate ingredientele, lăsați la rece o oră sau două înainte de a servi salata delicioasă. Când salata s-a răcit, serviți salata cu un sandviș sau un hamburger.

Bucurați-vă!!

Salată cu pană

ingrediente

O cană de maioneză

O ceașcă de brânză albastră

1/2 cană zară

șalotă

Coaja de lamaie

sos Worcestershire

Frunze de pătrunjel proaspăt

Segmente de aisberg

1 ou, fiert tare

1 cana bacon, maruntita

Sare si piper dupa gust

metodă

Maioneza cu gorgonzola, zara, salota, sos, coaja de lamaie si patrunjel trebuie amestecata. După ce ați pregătit piureul, condimentați-l după gust și, dacă este necesar, adăugați sare și piper. Acum luați un alt castron și aruncați feliile de aisberg în vasul cu ou mimoză, astfel încât mimoza cu ou să păteze ouăle fierte tari prin strecurătoare. Acum turnați piureul de maioneză în vasul cu feliile și mimoza și apoi amestecați bine. Serviți salata stropind peste ea bacon proaspăt.

Bucurați-vă!!

Salată spaniolă de pimiento

ingrediente

3 cepe de primăvară

4-5 măsline

2 ardei

2 linguri. otet de sherry

1 cap de boia afumată

1 cap de Romaine

1 mână de migdale

Un catel de usturoi

Felii de pâine

metodă

Ceapa primavara se prajeste la gratar si apoi se taie bucatele. Acum ia un alt bol și adaugă pimiento și măsline cu migdale, boia afumată, oțet, romaine și ceapă primăvară la grătar și tocată. Se amestecă bine ingredientele într-un bol și se lasă deoparte. Acum dai la gratar feliile de paine, iar cand sunt facute la gratar, freci pe ele niste catei de usturoi, iar apoi toarni amestecul de chili peste painea fiarta.

Bucurați-vă!!

Salata mimoza

ingrediente

2 oua fierte

½ cană de unt

1 cap de salata verde

Oțet

Ulei de masline

Ierburi, tocate

metodă

Luați un castron de mărime medie și amestecați salata verde, untul cu oțet, ulei de măsline și ierburi tocate. După ce amestecați bine ingredientele în bol, lăsați vasul ceva timp. Între timp, pregătiți mimoza. Pentru a prepara mimoza, mai intai curatati ouale tari, apoi scurgeti ouale tari cu ajutorul unei strecuratoare, iar oul de mimoza este gata. Acum puneți această mimoză cu ou deasupra unui bol de salată, înainte de a servi delicioasa salată de mimoză.

Bucurați-vă!!

Clasicul Waldorf

ingrediente

1/2 cană maioneză

2-3 linguri. Smântână

2 arpagic

2-3 linguri. Pătrunjel

1 coaja si suc de lamaie

Zahăr

2 mere, tocate

1 tulpină de țelină, tocată

Nuci

metodă

Luați un castron și amestecați maioneza, smântâna cu arpagic, coaja și zeama de lămâie, pătrunjelul, piperul și zahărul. Când ingredientele din bol sunt bine amestecate, puneți-o deoparte. Acum ia un alt bol și pune în el merele, țelina tocată și nucile. Acum ia amestecul de maioneza si amesteca-l cu mere si telina. Se amestecă bine toate ingredientele, se lasă vasul deoparte și se servește salata.

Bucurați-vă!!

Salată de mazăre neagră

ingrediente

Suc de lămâie

1 usturoi, tocat

1 lingurita de chimion, macinat

sare

Coriandru

Ulei de masline

1 cană de mazăre neagră

1 Jalapeno, măcinat sau măcinat

Tăiați 2 roșii în cuburi

2 capete de ceapa rosie, tocata marunt

2 avocado

metodă

Sucul de lămâie trebuie amestecat cu usturoi, chimen, coriandru, sare și ulei de măsline. Cand toate aceste ingrediente sunt bine combinate, amestecati acest amestec cu jalapenos tocat, mazarea neagra, avocado si ceapa rosie tocata marunt. Când toate ingredientele sunt bine amestecate, lăsați salata să se odihnească câteva minute și apoi serviți-o.

Bucurați-vă!!

www.ingramcontent.com/pod-product-compliance
Lightning Source LLC
Chambersburg PA
CBHW070405120526
44590CB00014B/1261